AF332250

MÉMOIRE

SUR

L'ÉCOLE ROYALE VÉTÉRINAIRE

D'ALFORT.

MÉMOIRE

SUR

L'ÉCOLE ROYALE VÉTÉRINAIRE

D'ALFORT.

Raisons de l'inutilité de cet Etabliſſement, & moyens de le remplacer avec beaucoup d'éco-nomie pour l'Etat.

L'ÉTUDE des cauſes qui troublent la ſanté des hommes, n'eſt pas la ſeule qui intéreſſe la ſociété. Les animaux domeſtiques, en ſervant notre induſtrie & nos beſoins, ſont devenus une des premières ſources de nos richeſſes rurales : auſſi les maladies épizootiques frappent-elles d'une grande calamité les campagnes où elles s'établiſſent ; & l'art important d'élever, de conſerver & de guérir ces ſerviteurs précieux de l'homme, mérite-t-il la plus profonde attention des Savans, & l'encouragement le plus ſoutenu & le plus éclairé de l'Adminiſtration.

C'eſt pour remplir ce vœu, ſans doute, qu'une Ecole Vétérinaire a été inſtituée à Alfort, ſur le plan de M. Bourgelat, adopté par M. Bertin, dans

A 2

le département duquel s'eſt trouvé cet Etabliſſement.

Sans entrer dans l'examen détaillé de tous les vices de cet Etabliſſement, il ſuffit d'en indiquer deux eſſentiels, qui en arrêtent tous les progrès: la ſituation de l'Ecole, & la deſtinatien forcée des Eleves, choiſis & entretenus aux frais des Provinces.

Eſt-ce à deux lieues de la Capitale que cette Ecole peut s'aider de cette influence ſi précieuſe que les Sciences exercent les unes ſur les autres, & ſur-tout de celle qu'elle pourroit recevoir de la Médecine, de la Chirurgie, de la Botanique, de la Chymie, de la Phyſique & même de l'Hiſtoire Naturelle, qui toutes ont des rapports plus ou moins intimes avec l'Art vétérinaire ? Paris offre des Cours gratuits dans toutes ces parties, tandis que le Gouvernement n'a trouvé d'autre moyen, pour procurer ces inſtructions aux Elèves d'Alfort, que de faire tranſporter à grands frais, deux ou trois fois par ſemaine, les Profeſſeurs de Paris à cette Ecole, ou d'élever au grade de Profeſſeurs les Ecoliers eux-mêmes ; eux dont les lumieres & les talens naiſſans ne ſont ni encouragés par les regards & l'exemple des grands modèles, ni aidés par les reſſources nombreuſes de la Capitale, ni excités & ſurveillés par l'opinion publique. L'inſtruction qu'on y reçoit n'eſt donc ni la plus déſirable, ni la plus économique, & le grand but de l'établiſſement eſt manqué, puifque les fecours font à deux lieues de l'endroit où ils font le plus néceffaires. C'eft à Paris qu'on peut voir les accidens, fuivre les maladies & les traiter, en s'aidant dans la pratique de toutes les lumières de la théorie.

Le choix & la deftination des Elèves eft également vicieufe. Dans un Art où il faut être Médecin & Chirurgien, croit-on que tous les fujets foient également nés pour réuffir ? Peut-être entre vingt jeunes gens qui fe livrent à cette étude, un feul parviendra-t-il à quelque célébrité ; encore ce vingtième, né avec des difpofitions, fe trouve-t-il fans courage pour fuivre fa carrière. Défrayé par fa Province dans cette Ecole, fon temps fini, il la quitte, & va prendre la place que le Gouvernement lui a deftiné : qu'il ait fait des progrès ou non, fon fort eft fixé d'avance ; il n'a qu'un foible intérêt à fon inftruction, & s'en occupe fans zèle & fans ardeur.

Quelques perfonnes ont dit que l'Ecole d'Alfort devoit fe borner à faire de bons Maréchaux ; fi elles entendent par un bon Maréchal, un homme qui fait bien ferrer un cheval, je n'ai rien à leur dire, finon qu'au lieu d'une école, il falloit fimplement envoyer les Elèves apprendre leur métier dans une boutique : mais fi ces mêmes perfonnes veulent, dans un bon Maréchal, un homme capable de traiter, avec intelligence & fuccès, les maladies des animaux, l'Ecole d'Alfort ne pouvoit profpérer dans fa fituation. Les Arts méchaniques s'apprennent par l'ufage, & prefque tous les hommes y font propres. Il n'en eft pas de même des Sciences qui demandent de longues études, de l'intelligence & une application extraordinaire. L'Adminiftration, voulant perfectionner l'Art vétérinaire, devoit lui donner tous les moyens d'inftruction & d'émulation poffibles : c'étoit donc au centre de Paris qu'il falloit placer l'Ecole ; fa nullité vient principalement de ce vice local ; & un meilleur choix dans les perfonnes qui la dirigent, & qui font chargées de l'inftruction, ne l'en feroit pas fortir. L'on ne peut refufer à M. Bourgelat, qui en eft le fondateur, & qui l'a dirigé long-temps, des qualités propres à donner quelque célébrité à cet Etabliffement. Malgré tous fes efforts, & les fecours immenfes que l'Adminiftration lui prodiguoit, il n'a pu y parvenir. L'on peut juger de ce qu'il eft aujourd'hui, & ce qu'il deviendroit encore, s'il étoit abandonné plus long-temps au même régime.

L'Ecole d'Alfort n'a fait & ne pouvoit donc faire aucun progrès. Examinons un moment ce qu'elle coûte à l'Etat.

D'après un plan de réforme, adopté par le *Roi*

(7)

au mois de Janvier 1788, la dépenfe annuelle a été fixée comme il fuit :

Au Directeur, y compris fes frais de bureau & fon Secrétaire, ... 11000 l.

Au Directeur Adjoint, faifant les fonctions de Profeffeur d'Anatomie, ... 5000

A chacun des quatre autres Profeffeurs Vétérinaires, 1200 livres. 4800

A chacun des deux Sous-Profeffeurs, 600 livres. 1200

A l'Aumônier. . . . . , 1200

Au Régiffeur-Caiffier & Concierge. . 1000

Au Maître Palefrenier. 300

Au Maître Jardinier. 600

Au Suiffe. 600

Hôpitaux & Pharmacie. . . . . . , . 4500

Forges. 2400

Cabinet. 3000

Jardin. 600

Réparations. 6000

Et pour quatre Eleves au compte du Roi 2033

T O T A L . . . . 44233 l.

Ces dépenfes excédoient 60000 livres avant la réforme. Sous le Miniftère de M. de Calonne, l'augmentation faite aux bâtimens a coûté plus de 500000 livres, & l'on a joint à cette Ecole une

A 4

ferme confidérable. L'achat originaire de l'emplacement, celui de la ferme, les arrangemens & gratifications, tous ces objets ont coûté à l'Etat plus de deux millions, fans y comprendre la dépenfe fixe & annuelle, qui n'a jamais été moindre de 50000 livres. Ainfi, depuis vingt-cinq ans que l'Ecole eft établie, voilà plus de quatre millions employés, indépendamment de ce qu'il en a coûté aux Régimens & aux Provinces pour l'entretien des Elèves. Que l'on compare le rèfultat d'une auffi forte dépenfe avec le profit que la Nation en a retiré, & l'on concluera fans peine que le Gouvernement ne pouvoit pas choifir un plus mauvais plan que celui qu'il a adopté.

Le moment eft arrivé où l'Adminiftration renoncera volontiers à de femblables établiffemens, qui ne font utiles qu'à ceux qui les dirigent ; mais en réformant l'Ecole Vétérinaire, je ne penfe pas qu'elle doive abandonner l'Art pour lequel elle a été établie, Art qui eft encore dans l'enfance, & qui périroit avant fa virilité, s'il n'eft foutenu & encouragé par un tuteur intelligent.

Avant d'entrer dans les détails du plan que je propofe, j'expoferai quelques principes fur lefquels je penfe que doit repofer une bonne inftruction. Les Sciences, comme les Arts méchaniques, doivent fe perfectionner par la divifion du travail ; plufieurs

Ouvriers concourent à faire une bonne montre ; chacun devient habile dans la pièce qu'il fabrique : de même dans une Science qui demande de longues études, il faut diviser l'inftruction entre plufieurs Profeffeurs, qui enfeignent chacun une partie des connoiffances qu'il faut que l'Adepte réuniffe. Le Maître n'ayant ainfi qu'un nombre déterminé d'objets à fuivre, y porte toutes fes lumières & toute fon attention ; tout ce qui peut l'éclairer fur la partie qui eft fans ceffe préfente à fes yeux, ou, pour mieux dire, à fon entendement, le frappe ; il s'en faifit, & en fait une prompte application : favant dans toutes les connoiffances rélatives à fon Art, il deviendra certainement fupérieur dans la partie qu'il profeffera ; & je crois que l'utilité des Profeffeurs ne doit pas fe borner à enfeigner les connoiffances acquifes dans un Art quelconque, mais auffi qu'elle doit s'étendre à les mûrir & à les accroître, pour pouvoir l'élever au plus haut point de perfection dont il foit fufceptible. Ce but ne fe remplira bien qu'en reftreignant les objets foumis à fes recherches & à fa difcuffion.

Il n'eft pas fuffifant que l'inftruction foit divifée en autant de parties que la capacité humaine l'exige ; il faut encore que chaque Profeffeur foit intéreffé à perfectionner la fraction dont il eft chargé, autrement l'on n'auroit aucune certitude qu'il voudra s'en donner la peine. Dans les Arts méchaniques, le profit que l'ouvrier retire de la perfection de son travail, est un motif assez puissant pour soutenir son zèle. Dans les Sciences, au contraire, où l'instruction est payée par le Gouvernement, l'on ne voit pas le motif qui peut donner au Professeur le zèle & l'activité qu'on lui désire.

Entre tous les moyens qui se sont présentés à mon esprit, je n'en ai pas trouvé de plus convenable que de nommer le Professeur pour un temps limité ; & le terme arrivé, de le remplacer, s'il n'a pas rempli ses devoirs avec le zèle que l'on devoit naturellement en attendre. Ce moyen devient d'une exécution facile, aujourd'hui que la Nation va posséder, dans les Représentans des Communes, des Corps éclairés, justes, & qu'aucun intérêt, autre que le bien public, ne pourra déterminer.

Je proposerai donc qu'il soit fait, pour chaque Science ou Art, un tableau de tous les Citoyens qui sont en état de concourir à l'enseignement public. Tout Citoyen qui répondra pertinemment, dans un examen public, & au jugement des Sociétés savantes, sur la Science ou l'Art pour lequel il désire concourir, aura l'honneur de l'inscription sur le tableau. Ce moyen fera connoître les forces littéraires de la Nation, & les accroîtra, sans doute, par la solemnité qui accompagnera ces opérations.

Les Repréfentans de la Commune ou du Département auront la nomination ou au moins la préfentation à toutes les places de Profeffeurs, qui feront nommés pour fix ans feulement, & aucun Profeffeur ne pourra être choifi que dans le nombre des Citoyens infcrits fur le tableau.

Tous les deux ans, chaque Profeffeur fera tenu d'annoncer un examen public, auquel affifteront les Corps repréfentans; chaque Elève y fera queftionné par les gens de l'art, & le Profeffeur lui-même pourra y être interrogé; il devra auffi y rendre compte de fes travaux & de fes découvertes dans la partie dont l'enfeignement lui eft confié.

Le lendemain de l'examen, les Repréfentans délibéreront fi le Profeffeur mérite ou non des témoignages de fatisfaction; dans le premier cas, il lui fera envoyé une cédule, qui contiendra les fentimens du Public à fon égard, expliqués par fes Repréfentans; dans le fecond cas, il ne lui fera pas envoyé de cédule.

Après le troifième cours, tout Profeffeur qui n'aura pas reçu de cédules de remerciemens, ou qui n'en aura reçu qu'une, fera révoqué de droit; celui qui en aura reçu deux ou trois fera confervé pour fix autres années.

Les Corps repréfentans étant renouvellés tous les deux ans, il n'eft pas vraifemblable que les Profeffeurs foient jugés avec partialité. D'un autre côté, le compte qu'ils devront rendre de leurs travaux, & les examens publics auxquels eux & leurs Elèves feront foumis, mettront le Public à même de juger leurs talens, & leur donneront cette activité fi précieufe & fi néceffaire aux progrès des Sciences.

Ces principes pofés, voici le plan que je préfente pour l'établiffement de l'Ecole Vétérinaire de Paris, en remplacement de celle d'Alfort :

Un emplacement convenable dans le centre de Paris, fur le bord de la rivière.

L'étude fera divifée en trois chefs.

Première partie. L'étude des différentes maladies du cheval, des caufes qui les occafionnent, & des remèdes propres à les guérir.

Un Profeffeur Hippiatre Directeur.

Seconde partie. L'Anatomie & les opérations extérieures chirurgicales.

Un Démonftrateur d'Anatomie.

Troifième partie. Le ferrement des chevaux, & les accidens qui peuvent en réfulter.

Un Maître de Forges.

Appointemens & frais.

Au Profeffeur Hippiatre. . . . . . . 5000 l.

Ci-contre. . . . . 5000 l.

Au Démonſtrateur d'Anatomie. . . . 2500

Au Maître de Forges 1500

Frais de l'amphithéâtre, gages du Por-
tier, du Garçon de ſalle, achat de chevaux
pour les démonſtrations, injections, lu-
mière, bois, & généralement tous les
menus frais de l'Ecole, abonnés avec le
Directeur pour. 3000

Totalité des frais de l'Etabliſſement. . 12000 l.

Les Profeſſeurs feront élus par les Repréſentans
de la Commune, à la pluralité des ſuffrages, ſoit
par appel nominal, chacun diſant à haute voix celui
qu'il nomme, ſoit par liſte double. Le Profeſſeur
élu ſera préſenté à Sa Majeſté, qui lui accordera
des lettres pour ſix années ſeulement, auquel terme
le Profeſſeur ſera changé ou continué, d'après le
réſultat des examens publics qui viennent d'être
expliqués.

L'Ecole ſera ſoumiſe aux délibérations de la
Commune, pour la partie adminiſtrative & économique ſeulement, & les Profeſſeurs obligés de
s'y ſoumettre, ſous peine de révocation.

L'Ecole ſera auſſi Hôpital, pour y traiter les
chevaux malades.

Conditions de l'Hôpital.

Tous les chevaux malades feront reçus à l'Hôpital, & feront foignés par le Profeſſeur Hippiatre, aidé du Démonſtrateur d'Anatomie, du Maître de Forges, & en préſence des Elèves.

Chaque particulier qui y enverra fon cheval, payera à l'Ecole 2 livres 2 fols par jour pour nourriture & médicamens ; il lui fera donné un billet de réception, qui contiendra la nature de la maladie & le temps qu'elle peut durer, autant que l'art pourra parvenir à cette connoiſſance, avec quelque probabilité. Le billet de fortie contiendra la quittance.

Tout Particulier ou Maréchal qui enverra un cheval malade à l'Hôpital, aura *gratis* une conſultation fur la maladie, avec l'indication des remèdes qu'il convient d'adminiſtrer.

Pour commencer à donner de l'activité à cet établiſſement, la Commune ordonnera que tous les chevaux de la Garde Pariſienne feront traités dans leurs maladies à l'Ecole, aux prix qui feront convenus.

Comme l'Hôpital rapportera un profit d'autant plus confidérable, que cet Etabliſſement gagnera la faveur du Public, & fera bien adminiſtré, les bénéfices feront partagés entre les trois Profeſſeurs & Maîtres, chacun dans la proportion de ſes appointemens; mais les profits ne s'entendront qu'après la déduction de tous les frais, & même de l'entretien uſufruitier des bâtimens; en conſéquence le Profeſſeur Hippiatre ſera tenu de tenir un registre de recette & de dépenſe, & de compter tous les mois avec les deux autres Profeſſeurs.

Obſervations ſur l'emplacement.

Cette Ecole demande un terrein conſidérable; il feroit à ſouhaiter que l'on pût y pratiquer des écuries pour cent cinquante ou deux cens chevaux; il eſt également eſſentiel qu'il ſoit près de la rivière, pour la facilité d'y abreuver les chevaux, & ſur-tout de les y baigner. Le Gouvernement ſera indemniſé de ce ſacrifice par la vente de la maiſon d'Alfort & de la ferme qui y eſt jointe.

Avantages du nouveau plan.

L'Etat trouve dans ce plan une économie de 32233 livres; l'inſtruction y ſera meilleure, le zèle & le travail des Profeſſeurs aſſuré, la concurrence & l'émulation des Elèves auſſi grande qu'elle puiſſe être; il aura donc la ſatisfaction de voir proſpérer un Art utile, auquel il prend intérét. Les Elèves

profiteront de toutes les reſſources qu'offre la Capitale , & auront la facilité de s'inſtruire ſans frais
dans les ſciences qui leur ſont utiles.

Si les Régimens de Cavalerie veulent envoyer
de leurs Cavaliers pour être inſtruits à l'Ecole , ils
pourront le faire comme par le paſſé. Quant aux
Provinces , elles auront plus d'avantages à établir
des places avec appointemens , & à les donner au
concours. Une place de 1200 livres dans chaque
département procureroit à l'Ecole un nombre conſidérable d'Elèves ; & ſi l'on a ſoin de n'accorder
ces places qu'après un concours public , où les ſujets
ſeroient jugés ſans faveur , l'émulation porteroit ra-
pidement l'Art au point de perfection où eſt parvenu
celui de la Chirurgie. L'Ecole de Lyon deviendroit
inutile. Si la Médecine vétérinaire fait les progrès
que l'on doit eſpérer , l'Adminiſtration pourra lui
donner de nouveaux encouragemens , ſoit en aug-
mentant le nombre des Profeſſeurs , ſoit par tout
autre moyen qu'elle jugera convenable. Mais au
moment actuel la Science n'eſt pas aſſez avancée
pour déſirer une plus grande diviſion.

Signé L A F O S S E.

De l'Imprimerie de L. POTIER DE LILLE ,
Rue Favart , N°. 5.